LETTRE

SUR

LA FIÈVRE TYPHOÏDE

ET LES FIÈVRES RÉMITTENTES

A MM. LES MEMBRES

DE LA SOCIÉTÉ D'ÉMULATION D'ÉPINAL,

PAR LÉOPOLD TURCK,

DOCTEUR MÉDECIN DE LA FACULTÉ DE STRASBOURG, MÉDECIN A PLOMBIÈRES,
MEMBRE DE LA SOCIÉTÉ D'ÉMULATION DES VOSGES,
DE LA SOCIÉTÉ DES SCIENCES MÉDICALES DE LA MOSELLE,
DE LA SOCIÉTÉ MÉDICALE D'ÉMULATION DE LYON,
DE LA SOCIÉTÉ ROYALE DE MÉDECINE DE MARSEILLE,
DE LA SOCIÉTÉ D'AGRICULTURE DU CANTAL,
DE LA SOCIÉTÉ VAUDOISE DES SCIENCES MÉDICALES,
DE LA SOCIÉTÉ MÉDICO-LÉGALE DU GRAND DUCHÉ DE BADE, ETC., ETC.

PARIS,

CHEZ J.-B. BAILLÈRE, LIBRAIRE DE L'ACADÉMIE ROYALE DE MÉDECINE,
Rue de l'École de Médecine, n° 17.

PLOMBIÈRES,

CHEZ BLAISE, LIBRAIRE.

1844.

Td 49

LETTRE

SUR

LA FIÈVRE TYPHOÏDE

ET LES FIÈVRES RÉMITTENTES

A MM. LES MEMBRES

DE LA SOCIÉTÉ D'ÉMULATION D'ÉPINAL,

PAR LÉOPOLD TURCK,

DOCTEUR MÉDECIN DE LA FACULTÉ DE STRASBOURG, MÉDECIN A PLOMBIÈRES,
MEMBRE DE LA SOCIÉTÉ D'ÉMULATION DES VOSGES,
DE LA SOCIÉTÉ DES SCIENCES MÉDICALES DE LA MOSELLE,
DE LA SOCIÉTÉ MÉDICALE D'ÉMULATION DE LYON,
DE LA SOCIÉTÉ ROYALE DE MÉDECINE DE MARSEILLE,
DE LA SOCIÉTÉ D'AGRICULTURE DU CANTAL,
DE LA SOCIÉTÉ VAUDOISE DES SCIENCES MÉDICALES,
DE LA SOCIÉTÉ MÉDICO-LÉGALE DU GRAND DUCHÉ DE BADE, ETC., ETC.

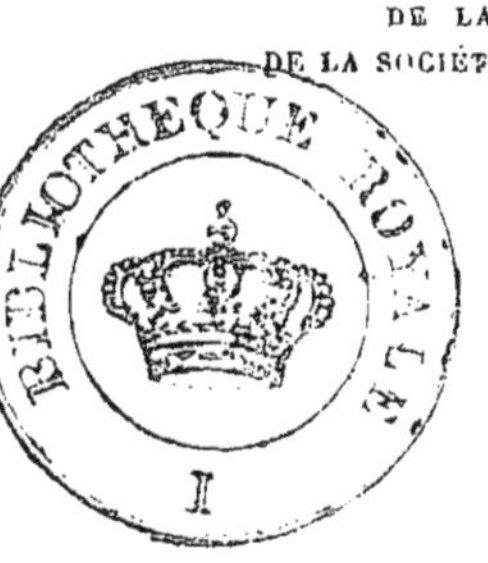

PARIS,

CHEZ J.-B. BAILLERE, LIBRAIRE DE L'ACADÉMIE ROYALE DE MÉDECINE,
Rue de l'Ecole de Médecine, n° 17.

PLOMBIÈRES,

CHEZ BLAISE, LIBRAIRE.

1844.

ÉPINAL, IMPRIMERIE DE GLEY.

AVANT-PROPOS.

J'ai facilement démontré, dans un premier mémoire sur la fièvre typhoïde, que les saignées et les purgatifs, seuls ou réunis, n'étaient pas, ne pouvaient pas être le remède à cette grave maladie, mais qu'ils ajoutaient merveilleusement à sa violence et à ses ravages. Je viens prouver aujourd'hui, qu'entraînés par les erreurs de l'école, nous prenons très-souvent pour des fièvres typhoïdes ou pour des entérites folliculeuses, des maladies qui n'en ont en rien le caractère, mais qui sont de la nature des fièvres intermittentes et qui réclament avant tout l'usage des fébrifuges.

Je n'ai pas en cela la prétention de faire faire un progrès à la science. Bien loin de là, je veux la faire revenir sur ses pas, la ramener à cette

époque où, déifiant l'anatomie pathologique et né-
gligeant l'étude des causes pour celle des effets, la
médecine s'est entièrement fourvoyée.

La tâche que j'entreprends est sans doute difficile;
beaucoup d'hommes d'une grande distinction ont
usé leurs veilles à demander à la mort des ensei-
gnements qu'elle est incapable de leur fournir. Ces
hommes ont de nombreux disciples qui ont marché
dans la même voie, et quand on a caressé une erreur
pendant toute une vie laborieuse, quand on lui a dû
honneur et fortune, cette erreur est devenue une
vérité que l'on défend envers et contre tous. Per-
drai-je donc et mon temps et mes peines? J'aime à
espérer que non.

Mon frère aîné, en découvrant une des grandes
lois de la vie, la loi des sécrétions organiques, a
jeté de vives lumières sur la goutte, l'apoplexie,
l'épilepsie, la folie, les maladies aigües et chroniques
de la poitrine et sur les fièvres continues. Le cancer
lui-même, le hideux cancer recule devant les moyens
puissants que la découverte de cette loi fournit au
médecin, et qui seront d'une si heureuse application
à l'hygiène publique et principalement à l'hygiène
des vieillards; malheureusement, parmi ces moyens,
il n'y en a pas encore à opposer aux fièvres intermittentes, et pour guérir celles-ci, nous sommes
obligés d'en appeler à l'empirisme qui nous a fourni
contre elles le quinquina, la plus précieuse conquête
peut-être que nous ayons faite sur le nouveau monde.
Mais il faut avant tout que les médecins sachent re-

connaître ces fièvres, et qu'entraînés par les erreurs de l'époque, ils ne voient pas une inflammation plus ou moins intense là où il n'y a évidemment qu'une fièvre intermittente.

Cependant il y a des praticiens qui, ne se bornant pas à confondre, sous le nom de fièvres typhoïdes ou d'entérites folliculeuses, les fièvres subcontinues les plus communes avec la fièvre continue, prennent encore pour des inflammations ordinaires d'autres formes de fièvres intermittentes également perni- cieuses, et ajoutent singulièrement au mal par le traitement qu'ils prescrivent.

Le professeur de clinique médicale à Strasbourg, homme d'un mérite incontestable et d'un grand savoir, mais qui, nourri dans les principes qui do- minent à Paris, ne voit le mal que là seulement où il a frappé, et prend pour lui les ruines qu'il a faites dans l'économie, M. le docteur Forget, ayant à combattre une fièvre maligne qui sévissait à Stras- bourg au printemps de l'année 1841, et ayant observé de graves altérations dans la pie-mère encéphalo- rachidienne surtout, en conclut bien vite que cette maladie était une inflammation pure et simple, une pie-merite, et prescrivit en conséquence. Inutile- ment remarqua-t-il que le délire chez ses malades était rémittent et souvent intermittent, inutilement vit-il se guérir quatre malades sur cinq auxquels il avait administré le sulfate de quinine, inutilement même vit-il l'opium, puissant fébrifuge, mais moins puissant que le quinquina, lui réussir quatre fois sur sept : pour lui cette maladie n'est qu'une inflammation pure et simple, qu'il faut continuer à combattre d'abord par les saignées générales et locales, et quelles saignées ! puis par les frictions mercurielles et le froid sur la tête, par les laxatifs, et enfin par l'opium. Un homme du mérite de M. Forget ne conservera pas long-temps sans doute de semblables idées médicales, mais quoi qu'il fasse, il est du devoir de tous les praticiens consciencieux de les repousser et de prémunir leurs jeunes confrères contre les graves dangers de leur application. Sur 40 malades soignés par M. Forget, il en a perdu 22 ! ! !

Quand une idée fausse a été jetée dans le monde, non-seulement beaucoup l'accueillent, mais plusieurs l'exagèrent encore, et c'est ordinairement par là qu'on arrive à en reconnaître et le vide et le danger. Nous venons de voir comment M. le docteur Forget avait soigné une fièvre pernicieuse à Strasbourg. Un médecin moins connu, M. le docteur Rollet, alors médecin en chef de l'hôpital militaire de Nancy, et maintenant médecin en chef de l'hôpital de la rue de Charonne, à Paris, eut aussi à combattre la même maladie aux mois de mai, juin et juillet de l'année 1841. C'était à Nancy, ville saine entre toutes, et où les fièvres intermittentes sont beaucoup plus rares et moins graves qu'à Strasbourg. Aussi l'intermittence de la prétendue méningite a-t-elle été si marquée à Nancy, que, malgré ses préoccupations localisatrices, M. le docteur Rollet n'a pas pu s'empêcher de la con-

stater. Nous trouvons, dans le mémoire qu'il vient
de publier sur cette affection, le passage suivant :
« Ce que nous avons dit pour les symptômes de
la première période dans la catégorie précédente,
peut s'appliquer aux malades de la deuxième
catégorie ; mais la céphalalgie, les frissons, les vo-
missements, le malaise général, les étourdissements,
la douleur cervicale ou rachidienne, l'engourdisse-
ment des membres, se montrent plus souvent d'une
manière intermittente, et nous allons voir cette ten-
dance à l'intermittence se reproduire pendant tout
le cours de la maladie. » A cela qu'opposera-t-il ?
Le quinquina sans doute. Non, deux fois seulement
il a donné le sulfate de quinine à J... le 20e jour de
sa maladie, à L..., après le 12e jour de la sienne.
Comment, dans une fièvre pernicieuse tétanique aussi
grave, attendre aussi long-temps pour administrer
le fébrifuge, et ne pas même se demander si le quinquina en substance ne devait pas être préféré ! Qu'a
donc fait M. Rollet à tous ses malades ? Il leur a
fait des saignées nombreuses, générales et locales
et des applications de glace sur la tête ; il leur a
donné des laxatifs et des purgatifs, parmi lesquels
il recommande le mercure doux qu'en cas sem-
blable M. Forget, maudit, et puis pour couronner
l'œuvre, il leur a mis le feu, mais largement
appliqué le long du dos : 190, 200 cautérisations
sont la moyenne de ce médecin, et encore ajoute-
t-il quatre larges vésicatoires ammoniacaux le long
des cuisses et des jambes, sans préjudice à des si-

napismes autour des pieds ! N'est-ce pas là une médecine bien hardie , bien cruelle et bien peu raisonnée ? Voilà cependant ce que M. le docteur Rollet appelle un progrès , ce qu'il nomme fièrement sa méthode, et pour cela l'académie royale de médecine de Paris l'a inscrit sur la liste de ses futurs correspondants ! Heureusement pour l'honneur de ce corps et pour celui de la médecine française, que MM. Rochou , Dubois d'Amiens, Honoré et Bousquet se sont élevés contre la manière de voir de M. Rollet et ont reconnu une fièvre pernicieuse là où il ne voyait qu'une inflammation. Mais l'autopsie, dira-t-il ? Et que prouve ici l'autopsie ? Est-ce que la médecine n'est pas riche en observations de fièvres pernicieuses qui, n'étant pas traitées, laissent après elles de pareilles désorganisations ? Morgagni ne nous cite-t-il pas , indépendamment d'un fait analogue emprunté à Valsalva, plusieurs observations qui lui sont propres , et où des fièvres malignes et pernicieuses tuaient quand on n'administrait pas l'écorce du Pérou, et tuaient en laissant des altérations cadavériques pareilles à celles trouvées par M. Rollet ? Est-ce que Mianowski, Puccinotti et beaucoup d'autres, ne rapportent pas que de semblables altérations sont souvent l'effet des fièvres pernicieuses tétaniques , céphaliques , comateuses , apoplectiques , et non pas le fait d'une simple inflammation ? M. Rollet dira peut-être que ses malades ne le sont devenus qu'à la suite de grandes fatigues ou d'insolation , causes suffisantes pour déterminer une inflammation. Mais les malades de M. Forget, qui étaient exactement comme ceux de M. Rollet, appartenaient d'abord aux professions les plus variées, et puis c'est en avril, en mai que la fièvre venait les saisir, et à cette époque, à Strasbourg, l'insolation ne peut pas produire d'épidémie. Et d'ailleurs si le soleil de Nancy ou de Strasbourg avait une si funeste influence, que serait-ce donc de celui d'Afrique que nos soldats supportent si bien? Et puis comment cette influence du soleil et des exercices militaires ne se serait-elle fait sentir qu'en 1841? Certainement, M. Rollet n'a pas mieux étudié les causes de sa prétendue méningite que la maladie même. Dominé dans ce cas par des idées étroites, oubliant ou ne connaissant pas les travaux de nos prédécesseurs, il a été évidemment au-dessous de sa mission. Il a agi consciencieusement, mais son discernement médical lui a complétement fait défaut, et il s'en doute si peu qu'il se vante encore aujourd'hui, comme d'un progrès, du traitement barbare qu'il a prescrit. Cependant, après avoir sévèrement critiqué sa conduite dans ce cas, après avoir combattu ses funestes doctrines au nom de l'humanité compromise, je dois à la justice de dire qu'il a fait preuve de beaucoup de zèle et de dévouement, puisque nuit et jour il était prêt à recevoir et à soigner les malades qui arrivaient dans son hôpital. Si je connaissais sa pratique ordinaire, j'aime à penser que j'aurais autant à la louer que j'ai dû la blâmer exceptionnellement. Quoi qu'il en soit, j'espère qu'à l'avenir nous saurons éviter de semblables écueils, et que nous rencontrerons désormais très-peu de pie-mérites ou de méningites encéphalo-rachidiennes épidémiques, et beaucoup moins aussi de fièvres typhoïdes.

LETTRE

A MM. LES MEMBRES DE LA SOCIÉTÉ D'ÉMULATION D'ÉPINAL

SUR

LA FIÈVRE TYPHOÏDE

ET LES FIÈVRES RÉMITTENTES.

MESSIEURS,

J'ai eu l'honneur de vous soumettre, l'année dernière, un mémoire sur la fièvre typhoïde qui a paru depuis dans vos *Annales*. J'ai continué à méditer sur cette grave maladie, et je me suis efforcé de pénétrer plus avant dans les mystères qui l'environnent encore. Vous savez que l'opinion qui domine parmi les médecins de l'école de Paris, c'est que toutes les fièvres continues se confondent, par leurs caractères anatomiques et par leur nature, en une seule et même maladie, la fièvre typhoïde.

J'ai démontré, dans mes mémoires sur la suette miliaire continue (*), que cette grave affection devait être entièrement distinguée de la fièvre typhoïde, avec laquelle elle n'a aucun caractère commun. Dans mon premier mémoire sur la fièvre

(*) M. le docteur Gigon, de la Charente, a publié un mémoire intéressant sur des fièvres intermittentes et rémittentes pernicieuses, accompagnées de sueur et d'éruption miliaire, que MM. les docteurs Boucheron et Bonniot de Lavalette guérissaient très-bien à l'aide du sulfate de quinine. M. Gigon a eu le tort de confondre cette maladie avec celle que j'ai observée et décrite : il existe entre elles la même différence qu'entre la fièvre continue typhoïde et les fièvres rémittentes typhoïdes. Cette différence a complétement échappé à M. Gigon ; aussi tout ce qu'il a dit de la suette miliaire n'est applicable qu'à la forme de fièvre rémittente qu'il a décrite. Ses réflexions sur mon mémoire et sur mes opinions médicales ne prouvent qu'une chose, c'est qu'il m'a lu sans me comprendre ; d'après ce médecin, nos sécrétions seraient sans influence sur la composition du sang, ce qui est une énormité physiologique, un véritable barbarisme. M. Gigon me renvoie à l'observation clinique, mais il n'en a point fait de relative à la suette miliaire, qu'il a cru voir et qu'il n'a pas vue, tandis que j'ai soigné beaucoup de malades affectés de suette miliaire continue, très-grave, et que ma théorie, d'accord avec l'observation la plus attentive et appuyée sur les faits les plus positifs, m'a mis à même de les guérir *tous* quand je les ai traités d'après ses inspirations. M. Gigon m'engage à comparer le sang des scorbutiques à celui des malades affectés par la suette miliaire : j'ai pu faire cette comparaison, et M. Gigon ne l'a pas pu puisqu'il n'a pas vu de véritable suette miliaire : eh bien, en trois ou quatre jours, la miliaire que j'étudiais altérait plus profondément le sang de mes malades que le scorbut ne peut le faire en un temps beaucoup plus long. M. Gigon m'oppose ensuite la plasticité du sang dans la pneumonie, la pleurésie et le rhumatisme articulaire aigu, pour me prouver le peu d'influence de la transpiration sur la composition du sang, et ce sont précisément des maladies que le refroidissement de la peau produit. Je serais donc en droit de retourner à notre confrère le reproche de suivre une philosophie détestable, mais je suis trop poli pour le faire, m'adressant surtout à un médecin très-instruit, très-habile et rempli de zèle. Il s'est trompé sans doute, mais il me pardonnera d'autant mieux de le lui avoir prouvé que je ne lui garde pas la moindre rancune à l'occasion de sa critique, et que je suis heureux de croire qu'elle a pu contribuer pour beaucoup à lui faire obtenir une mention honorable, décernée par la faculté de médecine de Paris.

typhoïde , j'ai beaucoup insisté sur la distinction à établir entre elle et les fièvres caractérisées , comme la fièvre miliaire continue, par une trop grande activité de la peau. Je viens aujourd'hui séparer de la fièvre typhoïde une autre maladie plus commune et plus grave qu'elle encore, dont la nature est tout autre et qui a besoin d'un traitement bien différent.

En relisant les observations de fièvre typhoïde des médecins modernes , j'ai été singulièrement étonné de reconnaître que presque toutes ces observations ont pour sujets des personnes affectées de fièvres larvées, de fièvres remittentes quotidiennes pour la plupart, de celles que J. Franck appelle subcontinues avec Forti de Modène. Ce dernier médecin , au commencement du xviiiᵉ siècle, nous donnait déjà d'excellents préceptes sur la nature et le traitement de cette redoutable maladie, d'autant plus insidieuse qu'à mesure qu'elle se prolonge et s'aggrave, elle tend à perdre ses caractères intermittents pour revêtir ceux des fièvres continues.

Un des meilleurs et des plus consciencieux observateurs de notre époque, M. le docteur Louis, à l'obligeance duquel je me plais à rendre hommage, nous donne, dans ses recherches sur la fièvre typhoïde, cinquante-neuf cas de fièvre prétendue continue ou typhoïde, dont cinquante appartiennent évidemment aux fièvres larvées subcontinues, caractérisées surtout par des frissons, des accès de sueur, du délire nocturne et presque toujours par un développement considérable de la rate, comme cela se rencontre dans le plus grand nombre des fièvres intermittentes. M. le professeur Forget , dans son *Traité de l'entérite folliculeuse*, nous donne quatre-vingt-treize observations, dont plusieurs ne sont ni des fièvres typhoïdes continues, ni des fièvres subcontinues, tandis que quarante-sept d'entre elles appartiennent évidemment à ces dernières maladies. Ce nombre serait probablement augmenté de beaucoup, si l'auteur moins préoccupé des lésions intestinales, quelle que soit la gravité qu'elles puissent acquérir, avait tenu plus de compte des nuits et des soirées de ses malades, et n'avait pas souvent oublié dans ses autopsies d'examiner la rate et le foie. M. le professeur Andral rapporte dans sa clinique médicale cent seize observations de fièvres plus ou moins graves, dont beaucoup ne sont, ni pour lui, ni pour le plus grand nombre de ses lecteurs, des fièvres typhoïdes, mais dont quarante-deux sont des fièvres subcontinues on ne peut pas mieux caractérisées.

Il résulte, Messieurs, des faits que je viens d'avoir l'honneur de vous soumettre et auxquels j'aurais pu en ajouter un très-grand nombre d'autres, que plus de la moitié des fièvres considérées aujourd'hui comme des fièvres ty-phoïdes sont des fièvres intermittentes larvées, qui nécessitent par conséquent un traitement tout autre que celui de la fièvre continue typhoïde, maladie qui deviendra de plus en plus rare, à mesure qu'une observation plus exacte aura su mieux reconnaître les fièvres subcontinues. C'est à ce dernier groupe qu'appartiennent les faits contenus dans un excellent mémoire qui vous a été adressé par un médecin de Dieuze, M. le docteur Ancelon, sur des fièvres périodiquement déve-loppées par les marais de l'étang de Lindre, mémoire très-remarquable et qui mérite d'être recommandé par notre société à toute l'attention du Gouvernement.

Hippocrate, dans son premier et dans son troisième livre des épidémies, nous donne quarante-deux observations de fièvres, dont vingt-huit offrent tous les caractères des fièvres subcontinues. Ce rapprochement entre les temps anciens et ce qui se passe de nos jours, entre les îles de la Méditer-ranée et le nord de la France, n'est pas sans un grand intérêt.

Mais comment les médecins modernes ont-ils pu confondre des maladies si différentes? la faute en est à l'anatomie pathologique, qui, rencontrant souvent l'ulcération des glandes de Peyer dans les cadavres des victimes des fièvres graves, a prétendu que ces ulcérations constituaient la maladie, tandis qu'elles n'en sont qu'un effet très-secondaire et très-variable.

M. le docteur Martin Solon a montré que, dans la fièvre typhoïde et dans la fièvre subcontinue qu'il ne distingue pas, la bile devient acide. Mais dans l'état normal elle est alcaline, et la masse alimentaire, par suite de son mélange avec elle, est presque neutre à la fin de l'intestin grêle, précisément où se trouvent les altérations les plus graves à la suite des fièvres nommées typhoïdes. Le même observateur a reconnu aussi que les excréments, habituellement neutres à leur sortie du corps, sont alors acides ; eh bien ! la muqueuse de l'ileum, habituée au contact de matières presque neutres, se trouvant dans ces fièvres constamment baignée par des liquides acides, éprouve alors une altération analogue à celle que nous avons si souvent l'occasion de constater chez les enfants en bas âge et mal soignés, ou chez les personnes atteintes d'une incontinence d'urine et dont la peau s'enflamme et s'excorie. C'est encore à un phénomène du même genre qu'est due l'inflammation de la peau au-dessous de l'œil affecté d'une fistule lacrymale et celle de la lèvre supérieure à la suite du coriza.

Si la peau, protégée par un épiderme épais et insensible, ne peut pas supporter long-temps d'être mouillée par des liquides légèrement acides ou légèrement alcalins, à combien plus forte raison la muqueuse de l'iléum doit-elle avoir moins de tolérance encore. Mais prétendre que cette action chimique autant que vitale soit la cause des maladies graves qui la produisent, est une erreur pareille à celle du médecin qui attribuerait le corisa ou la pie-mérite cérébro-spinale de M. Forget à l'hydroa febrile, à l'herpes labialis, que l'on rencontre souvent dans ces deux affections si différentes et dans une foule d'autres.

La fièvre continue typhoïde est habituellement facile à guérir ainsi que je l'ai démontré. D'abondantes sueurs suffisent ordinairement pour cela : il en est souvent de même de la fièvre subcontinue, mais bien plus souvent elle résiste à ce traitement et à tous ceux qui n'accordent pas à la nature intermittente de la maladie toute l'importance qu'elle mérite. Dans les cas graves de fièvre subcontinue et dans les cas même les plus légers, le quinquina est le plus puissant de tous les remèdes, celui à l'aide duquel on guérit le mieux et le plus vîte. Si cette vérité n'est pas plus répandue aujourd'hui, cela vient uniquement de la déplorable confusion dans laquelle on était tombé et qui faisait regarder comme identiques des maladies essentiellement différentes.

Les médecins qui craindront que l'estomac de leurs malades ne puisse pas supporter facilement le quinquina ou l'un de ses composants, ceux qui redouteront son action sur la muqueuse irritée du gros intestin, et souvent des craintes pareilles sont fondées, devront l'employer d'abord à l'extérieur, mais non pas mélangé à de la graisse, ce qui de toutes les préparations est la plus mauvaise. Le sulfate de quinine dissous dans de l'eau à l'aide d'un peu d'acide sulfurique, forme un médicament bien meilleur pour les applications externes : je lui préfère cependant le vin de quinquina qui, préparé avec un vin acide et non pas avec une teinture alcoolique mise dans du vin, comme le voulait Parmentier, ou avec du vin de Madère, tient ainsi en dissolution beaucoup plus des principes de l'écorce du Pérou.

Vial, maçon du Val-d'Ajol, travaillait à Xertigny. Cet homme a environ 40 ans, il est habituellement maigre et un peu faible. Il était enrhumé depuis quelques jours, quand le 12 avril dernier, il éprouva une lassitude inaccoutumée, des frissons et de violentes douleurs de tête.

Le 13 , tous les accidents de la veille s'étaient aggravés et il fut obligé d'abandonner son travail ; le 15 , on le reconduisit chez lui et je le vis à son passage à Plombières ; il était couché sur une voiture ; sa peau était aride et sèche ; sa tète était douloureuse ; il éprouvait des douleurs contusives dans les membres ; sa langue était sèche et rouge à l'extrémité ; son ventre était météorisé mais peu douloureux à la pression , son pouls donnait de 120 à 125 pulsations par minute ; la veille cet homme avait eu une selle solide. Je prescrivis des lotions alcalines pour le faire suer , des infusions chaudes et une potion légèrement opiacée ; sa toux diminua mais tous les autres accidents s'aggravèrent. J'allai le voir chez lui le 18 ; son pouls avait la même fréquence ; sa langue était plus sèche , plus rouge , et tremblait quand il la sortait de sa bouche ; sa physionomie exprimait une profonde souffrance ; il répondait juste aux questions qu'on lui faisait , mais abandonné à lui-même il avait un léger délire ; son ventre était toujours météorisé ; il se plaignait d'épreintes fréquentes , mais la veille encore il avait eu une selle solide ; chaque nuit , vers trois heures du matin , tous les accidents redoublaient d'intensité au dire des personnes qui le soignaient. Je fis cesser à l'instant une médication évidemment insuffisante et je prescrivis trois lotions générales de vin de quinquina qui furent faites dans la soirée ; la nuit fut très-bonne , on continua les lotions de quinquina le lendemain ; je prescrivis en outre un lavement avec sulfate de quinine dissous , 20 centigrammes ; la convalescence se déclara immédiatement ; cependant on donna pendant quelques jours encore les mêmes préparations , mais à dose décroissante.

Mademoiselle C. Girardin de Plombières éprouvait depuis quelques jours des douleurs de tète , des vertiges , et elle se plaignait d'avoir fréquemment des frissons. Le 16 mai , étant à l'église , elle y eut un évanouissement ; appelé près d'elle le lendemain soir, je lui trouvai 112 pulsations par minute, la langue était saburrale et rouge à la pointe, la peau était très-chaude, du reste la pression ne développait aucune douleur dans le ventre ; il y avait toujours beaucoup de céphalalgie sus-orbitaire ; le teint était très-animé ; toute la journée la malade avait eu des alternatives de frissons et de chaleur ; la soif était médiocre et l'appétit nul. Ici, j'avais affaire à une fièvre rémittente qui débutait et qui pouvait promptement acquérir chez cette jeune personne une très-grande gravité. Je prescrivis quatre lotions générales par jour avec le vin de quinquina et une alimentation très-légère ; la malade but alternativement de l'infusion de tilleul et de camomille romaine ; deux jours suffirent à son rétablissement, les frictions furent immédiatement suivies d'abondantes sueurs.

Je pourrais ajouter d'autres faits à ceux que je viens de citer, mais je pense avoir suffisamment établi dans cette lettre la nécessité de ne plus confondre à l'avenir, avec la fièvre typhoïde, une maladie plus fréquente qu'elle et plus grave, que l'on n'en distingue plus aujourd'hui par suite d'une déplorable erreur. Je sais bien qu'il est très-facile pour le médecin de n'avoir à combattre qu'une seule et même affection par des moyens toujours semblables ; mais cette simplicité n'existe malheureusement pas dans la nature. Nous sommes exposés à contracter une foule de maladies fort différentes ; étudions-les avec soin et apprenons à les guérir.

Je vous prie, Messieurs, d'accueillir la nouvelle
expression de mon respectueux dévouement.

TURCK

www.ingramcontent.com/pod-product-compliance
Ingram Content Group UK Ltd.
Pitfield, Milton Keynes, MK11 3LW, UK
UKHW021722130726
13696UKWH00006B/2481